TRAITEMENT

DE

LA GRAVELLE

ET DE

A GOUTTE

PAR LE DOCTEUR LOGERAIS

MÉDECIN INSPECTEUR DE POUGUES

Ancien Interne des Hôpitaux de Paris, Membre correspondant de la Société médicale d'Hydrologie,
de la Société Anatomique, de la Société médicale du Panthéon,
de la Société médicale d'Angers, etc.

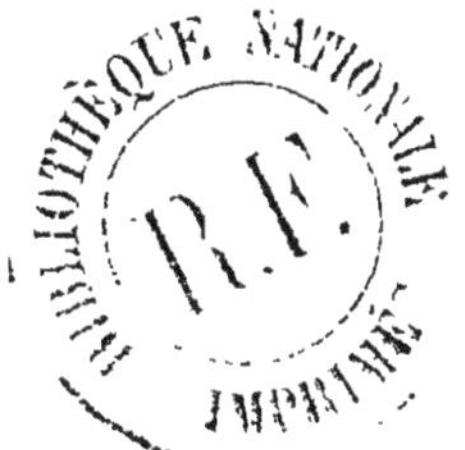

PARIS

IMPRIMERIE Vᵉ ETHIOU-PÉROU

RUE DAMIETTE, 2 ET 4

1880

PRÉFACE

J'ai publié, l'année dernière, un travail sur le traitement du catarrhe de vessie par l'eau de Pougues. Cette publication n'avait d'autre mérite que l'exposition d'un certain nombre des faits que j'ai observés pendant quinze ans de pratique près de cette source d'eau minérale. Je crois cependant qu'elle a réveillé l'attention médicale. Plusieurs confrères distingués, après avoir pris connaissance de ce travail, ne se sont pas contentés d'envoyer des malades à Pougues : atteints de catarrhe vésical, ils sont venus y chercher une cure à leur affection déjà ancienne et en ont retiré un résultat très-avantageux.

Je veux aujourd'hui faire pour la gravelle ce que j'ai fait pour le catarrhe vésical. Pougues est connu depuis longtemps pour le traitement de la gravelle (on sait que Henri IV et beaucoup d'autres célébrités y ont trouvé un soulagement à leurs maux); chaque année nous voyons de nombreux graveleux y retrouver la santé et y guérir. D'autres sources, dont je ne déprécie pas les mérites, doivent à la faveur des spécialistes de voir peut-être une plus grande affluence de graveleux, mais la cure n'y est ni plus efficace, ni plus certaine. Je crois même que nous obtenons autant de succès, si ce n'est davantage, sans produire les mêmes inconvénients et sans amener parfois, à la suite du traitement, des accidents graves.

TRAITEMENT

DE

LA GRAVELLE

ET DE

LA GOUTTE

La *gravelle* est constituée par des concrétions qui se forment dans les reins ou la vessie et sont produites le plus souvent par un excès d'acide urique ou d'urates qui se précipite au fond du vase après l'émission des urines. Souvent ce sable ne paraît qu'après le refroidissement du liquide expulsé.

On a distingué beaucoup de sortes de *gravelle*, mais on peut les rapporter à deux origines, l'une *diathésique*, comme dit Durand, Fardel, ou *constitutionnelle*, c'est la plus commune, et une autre locale, formée pathologiquement dans les voies urinaires : *catarrhale;* la première comprend les *gravelles avec urine acide, acide urique ou oxalique;* la seconde, les *gravelles avec urine alcaline, phosphatique.*

Sir Henri Thompson, dans la dernière édition (année 1879) de ses leçons cliniques sur les maladies des voies urinaires, dit, conformément à l'opinion de tous les pathologistes, que la « *gravelle* « *constitutionnelle est formée par une action vicieuse et par* « *quelque erreur d'assimilation inhérente à tout le système.* » Ses éléments sont séparés du sang, et aucun moyen mécanique ne peut en prévenir la formation. Nous savons, par l'observation, que 19 calculs sur 20 ont pour base l'acide urique, le vingtième l'oxalate de chaux, car c'est tout à fait exceptionnellement que les calculs d'origine constitutionnelle ont une base phosphatique, d'où en pratique le problème à résoudre se trouve renfermé dans cette question : *Comment peut-on prévenir la formation des graviers d'acide urique ?*

Examinons d'abord comment se produit le dépôt persistant *d'acide urique dans les urines.* Nous trouvons très-souvent une prédisposition plus ou moins héréditaire : il existe des gravelles acquises sans hérédité, mais le plus communément nous voyons chez un graveleux que la *gravelle* ou la *goutte* a été observée dans sa famille chez ses ascendants. Il n'existe pas d'affection plus héréditaire : le cancer, l'affection tuberculeuse sont héréditaires, mais ces maladies ne le sont pas au même degré que la disposition aux dépôts d'acide urique dans l'une ou l'autre forme, *gravelle* ou *goutte* ; dans la *goutte*, l'acide urique se dépose dans les *articulations*, tandis que dans la *gravelle* le dépôt a lieu dans l'*appareil urinaire.* Cette disposition héréditaire varie suivant les familles. Nous voyons quelques personnes qui ont des dépôts persistants d'acide urique à 30 ans, et même plus tôt, d'autres à 40, à 50, à 60 ans. Au reste, plus tôt apparaît cette disposition, plus la disposition héréditaire existe, et plus elle montrera de ténacité à persister.

Quels sont les premiers signes de cette disposition chez les malades? Ordinairement le premier signe est de voir l'urine déposer une matière rose au fond du vase, lorsque le liquide est refroidi ; ou seulement alors la sécrétion devient nuageuse ; quelquefois un nuage ou une légère pellicule couvre la surface du liquide, qui présente faiblement les couleurs du prisme. L'urine a été rendue tout à fait claire et elle ne devient nuageuse que lorsqu'elle a acquis la température ambiante. Ce phénomène paraît plus fréquemment l'hiver que l'été, parce que la température extérieure est plus basse. C'est tout simplement un dépôt de sels dans une solution chaude, qui apparaît à mesure que le liquide se refroidit. Ce dépôt se dissout facilement, si on vient à élever la température du liquide au degré qu'il avait primitivement.

Cet état des urines inquiète souvent et nécessairement beaucoup les malades, ce n'est cependant que lorsqu'il persiste qu'il peut être regardé comme un signe de la *diathèse urique.*

Chacun de nous, sans avoir de disposition héréditaire, après avoir fait un dîner plus copieux et avoir bu quelques verres de vin d'extra, peut, le lendemain matin, trouver dans ses urines une quantité assez considérable de ce dépôt rosé, ressemblant parfois à un mélange de rhubarbe et de magnésie, tout le fond du vase en est tapissé, mais tout cela serait dissous à nouveau, si on venait à chauffer le liquide. L'opacité du liquide aussi bien que sa teinte, qui peut varier du jaune au rouge, sont dues à une rapide et une large production d'urate de soude, de potasse ou de chaux.

Mais si, sans avoir fait aucun excès de table, sauf l'absorption d'une très-petite quantité de boisson alcoolique, un patient rend ordinairement cette espèce d'urine, et si, de plus, il y voit un fréquent dépôt d'*acide urique*, manifesté par la présence au fond du vase de petits cristaux ressemblant à de petites parcelles de poivre de Cayenne; si ce phénomène a lieu de bonne heure dans la vie, *avant l'âge de quarante ans*, nous ne pouvons douter qu'il existe chez lui une grande tendance à la production d'acide urique, soit héréditaire ou acquise. Cette tendance peut être acquise, mais elle est le plus souvent héréditaire. Ce sera donc cette persistance de ce symptôme qui nous conduira à suspecter une condition constante qui demande un traitement.

Ces dépôts consistent principalement en des cristaux transparents rhomboïdes d'acide urique qu'on apprécie facilement au microscope. Ils peuvent être rendus journellement et habituellement par quelques personnes sans qu'elles en éprouvent aucun malaise ni aucune douleur. Des malades peuvent en rendre aussi une très-grande quantité à certaines époques périodiques, et dans l'intervalle elles n'en rendent que très peu. A cette période de ces émissions les malades éprouvent souvent des douleurs dans le dos, à la région d'un rein, et qui s'étendent à l'aine et au testicule du même côté. Ces douleurs peuvent être plus vives et être accompagnées de malaises, de nausées, et le malade est dit avoir une *attaque de gravelle*. Puis il se sent soulagé, de même qu'un orage éclaircit l'atmosphère, lorsqu'il vient à être débarrassé d'une accumulation de sable.

Les malades, comme dit Sir H. Thompson, qui ont éprouvé

les symptômes qui dénotent ordinairement le passage des graviers rénaux ont été simplement les victimes d'un *orage d'acide urique*. Souvent dans cet orage, beaucoup de matières calculeuses ont été éliminées dans un état soluble et non sous la forme concrète de graviers, et néanmoins ont produit de telles souffrances qu'elles ont pu faire soupçonner qu'un petit calcul a été expulsé. Ces phénomènes se produisent à des intervalles plus ou moins éloignés, et généralement deviennent plus fréquents et plus douloureux, à moins que le malade ne *fasse quelque chose pour prévenir leur retour.*

On voit plus tard passer des petits calculs, appelés avec raison des *graviers*, qui semblent les uns arrondis, d'autres formés par des aggrégations irrégulières. Ces petits corps tendent à devenir de plus en plus gros, quelquefois aussi gros que des pois et même des fèves. Ce sont des spécimens du même produit, c'est-à-dire d'*acide urique*, associés plus ou moins à quelques bases alcalines, soude, chaux, potasse. Ces expulsions sont ordinairement précédées de douleurs torturantes dans les régions susmentionnées, les reins, les uretères, par des vomissements qui se renouvellent pendant plusieurs heures. Ce sont des *coliques néphrétiques*, qui cessent ordinairement tout à coup, au moment où généralement les graviers passent de l'uretère dans la vessie ; l'urine est très-peu abondante, d'autres fois elle dépose du sang, quelquefois noirâtre, ressemblant à du marc de café.

Rappelons ce que nous avons dit au sujet de la *relation qui existe entre la goutte et la gravelle*. On voit ces deux affections alterner d'une génération à l'autre. Le même individu peut avoir *alternativement des attaques de goutte et de gravelle.*

Ces nodosités qui déforment les mains, les pieds des vieillards goutteux qui ont depuis longtemps la *goutte* sont composées des mêmes matériaux que ceux qui forment la *gravelle*. Ce sont des composés d'acide urique, ou mieux d'urate de soude. Cette identité de formation constitue pour les deux affections la *même origine* et la *même source.*

Maintenant, que doit-on faire dans ces conditions ? Quel mode de traitement doit-on suivre pour au moins *prévenir le développement de la maladie*, surtout de la formation d'*un gravier* ou d'*un calcul trop gros* pour qu'il puisse être expulsé naturellement par le malade ?

On doit d'abord chercher à connaître les antécédents du malade, ses habitudes, son régime, l'histoire de sa famille, avant de déterminer le mode de traitement approprié. Une règle trop simple et souvent adoptée, lorsque les urines ont constamment présenté des dépôts d'acide urique, c'est de prescrire généralement des boissons alcalinés ; si au contraire les urines présentent des dépôts alcalins, on prescrit des acides : dans le premier cas, la soude ou la potasse ont été largement administrées, ou bien il a été ordonné au malade de boire beaucoup de verres d'eau de Vichy, ce qui, pour Sir Thompson, représente tout simplement une *forte solution de soude*, qui seulement est naturelle au lieu d'être artificielle.

Il est vrai qu'avec les alcalins, s'ils sont employés en suffisante quantité, les dépôts disparaissant, l'acide urique ne sera plus déposé, l'urine deviendra moins irritante, les symptômes diminueront au lieu de croître, le malade sera enchanté de voir son urine s'éclaircir et les dépôts disparaître, et vous direz : *Que peut-on désirer de plus ? Beaucoup*, dit Sir Thompson ; vous avez seulement fait disparaître l'ennemi, mais vous ne vous en êtes pas débarrassé, vous n'avez pas empêché la formation de l'acide urique, il est toujours là et en même quantité qu'auparavant ; l'acide urique et les urates sont solubles dans les alcalis, vous les avez seulement rendus invisibles. Vous êtes dans les mêmes conditions que cette autruche de la fable, qui est dite avoir mis sa tête dans un buisson lorsqu'elle était poursuivie par les chasseurs et, comme elle ne les voyait plus, elle se trouvait en sécurité. *Telle est la sécurité du malade avec son acide urique, qui se fie seulement aux alcalis et à l'eau de Vichy ;* ses dépôts sont devenus non reconnaissables à la vue, rien de plus. Sir Thompson ajoute : « Je ne dis pas que les alcalis n'aient rendu « aucun service à l'état constitutionnel, seulement ils n'ont pas « agi suffisamment, et lorsque le malade cesse de les employer, « l'acide urique reparaît de nouveau, et de plus, je crois que « lorsqu'on prend une *grande quantité d'alcalins habituellement,* « *ceci exerce une influence délétère sur les viscères :* les diuré-

« tiques agissent de la même façon ; quand on les emploie, la
« sécrétion aqueuse a augmenté par rapport aux solides qui sont
« ainsi dissous. Dans les deux cas, vous avez principalement
« stimulé les reins, qui étaient déjà surmenés, mais vous *n'avez*
« *nullement guéri votre malade.* »

Le principe qui produit les symptômes de la *goutte*, c'est-à-dire
les dépôts d'urate de soude, autour ou dans les articulations, la
surabondance d'acide urique dans les urines chez les *graveleux*,
tient à une assimilation des organes chargés d'élaborer les
éléments de la nutrition.

*L'inactivité du foie et la perversion de ses fonctions, la diges-
tion mal faite, la constipation,* etc., produisent cette formation
d'acide urique trop considérable qui ne devrait pas exister en
excès dans les urines ; le foie et d'autres organes n'agissant pas
convenablement comme organes excréteurs, les reins sont chargés
d'un travail surnuméraire plus considérable que celui qu'ils devraient
naturellement remplir et ainsi les matières solides de l'urine, ou
plutôt quelques-unes dé celles qu'elle renferme, sont augmentées ;
elles ne le sont pas toutes, car l'urée n'est pas nécessairement
augmentée, mais l'acide urique est trop abondamment produit
et est éliminé non-seulement en dissolution, mais encore sous
forme de cristaux, et il est déposé sous cette forme dans les reins
et certaines parties qui servent au passage des urines. La *gravelle*
ne peut donc pas être considérée comme une maladie des reins,
de l'appareil urinaire, puisque son principe, l'acide urique, y
aboutit seulement pour être éliminé.

L'acide urique se forme par suite de l'oxydation des matières
azotées : est-ce aux dépens des matières alimentaires albuminoïdes ou des tissus de l'organisme ?

D'après Bence Jones, toutes les matières albuminoïdes de
l'alimentation passent par l'état d'acide urique ; d'où il suit qu'une
molécule de l'albumine absorbée par le sang devient partie
intégrante des tissus pour être transformée en acide urique, puis
en urée et acide carbonique, et enfin en urée, acide carbonique
et eau. Mais la même molécule peut parcourir un cercle moins
étendu, ne pas faire partie intégrante des tissus, se transformer
en acide urique et être expulsée au dehors sous forme d'urée,

d'eau et d'acide carbonique. L'acide urique proviendrait donc tout à la fois des tissus et des aliments. L'acide urique s'élimine par les reins, qui sont les organes par excellence de l'élimination des matières azotées sous forme d'urates. La formation trop grande d'acide urique tiendrait à une quantité excessive de matériaux absorbés, d'où une combustion incomplète et formation d'acide urique au lieu d'urée, diminution de l'oxydation par suite d'une alimentation exagérée, de l'abus des corps gras qui, par leur affinité avec l'oxygène, nuisent à l'oxydation des matières azotées, l'abus des boissons fermentées, de la vie sédentaire, d'un exercice insuffisant, de la suppression des fonctions cutanées, qui retient les matières azotées et engendre la dyspepsie.

Autrefois on attribuait la *gravelle d'oxalate de chaux* à l'alimentation, tels que l'usage de l'oseille, des tomates, etc., qui contiennent de l'acide oxalique en assez grande quantité, mais on a reconnu depuis, bien que ces aliments puissent avoir une certaine influence sur cette *gravelle*, que l'oxalate de chaux peut naître dans l'urine excrétée par transformation des urates qu'elle contient ; c'est dans le sang que l'urine puise l'acide oxalique comme elle y puise l'acide urique et l'urée, c'est dans le sang que l'acide oxalique se forme aux dépens de l'acide urique ou de ses éléments.

La gravelle oxalique comme la gravelle urique provient d'un vice de nutrition. La seule différence qui existe entre ces deux gravelles provient du degré plus ou moins élevé d'oxydation qui sépare ces deux acides : *l'acide oxalique étant un produit de combustion plus avancé que l'acide urique.* Aussi, lorsque dans l'économie se trouveront des éléments propres à former l'acide urique, ils pourront très-bien, sous une influence quelconque, subir une oxydation un peu plus complète et se transformer, soit en partie, soit en totalité, en acide oxalique et former des *calculs mûraux*, formés d'oxalate de chaux, ainsi nommés à cause de leur ressemblance aux *mûres ;* ils sont plus durs que les graviers d'acide urique ou d'urate et souvent font éprouver plus de douleur dans leur expulsion.

Pour combattre la *gravelle*, il n'est pas nécessaire de surexciter trop les reins, qui font déjà un travail trop considérable ; une légère action sur le rein est néanmoins nécessaire pour l'aider à se débarrasser de la gravelle qu'il contient, mais elle ne doit pas être trop forte. Il faut agir de plus haut et porter l'action sur les organes dont les fonctions sont insuffisantes. Sir Thompson a une grande confiance dans les eaux minérales purgatives telles que celles de Hunyado Janos, Fredericshall, etc., pour activer les fonctions des intestins et du foie, combattre la torpidité de ces organes. Les eaux purgatives sont des adjuvants puissants que nous employons très-souvent dans la cure, lorsque surtout la constipation prédomine, mais *l'eau de Pougues,* qui fait la base de notre traitement dans la gravelle, contient des *principes qui agissent directement sur la formation anormale de l'acide urique,* et c'est cette boisson principalement qui vient combattre efficacement la gravelle en neutralisant sa formation.

Les bains généraux, les douches générales et locales qui viennent activer les fonctions de la peau, donner une tonicité toute spéciale à tout l'organisme, aident aussi puissamment au succès que nous obtenons. Nous donnerons plus loin les *différentes analyses faites de l'eau de Pougues.*

La *gravelle phosphatique* se compose de graviers de *phosphate de chaux,* de *magnésie* et de *phosphate ammoniaco-magnésien.*

Cette gravelle est presque toujours secondaire et est la conséquence de la décomposition spontanée de l'urine avant son émission (Desnos) et due à la présence d'une inflammation siégeant en un point quelconque de la muqueuse des voies urinaires et modifiant la sécrétion de cette membrane.

Il se fait alors une sécrétion de pus, ou plutôt de muco-pus ; par le fait de cette altération, le mucus agit comme ferment sur les divers principes de l'urine et en particulier sur *l'urée,* qu'il dédouble en eau et en carbonate d'ammoniaque ; en présence de l'ammoniaque, le phosphate soluble de magnésie passe à l'état de phosphate ammoniaco-magnésien ; le phosphate de chaux, qui ne reste dissous dans l'urine qu'en raison de son acidité, se précipite également, aussitôt que l'urine devient alcaline par la formation d'ammoniaque. *Toute la pathogénie de la gravelle phosphatique* se réduit donc à la présence d'une inflammation siégeant en un point quelconque de la muqueuse des voies urinaires et modifiant les sécrétions de cette membrane : c'est *une gravelle secondaire.*

Dans mon travail sur le catarrhe de vessie j'ai démontré, par des faits nombreux, combien *l'eau de Pougues modifiait avantageusement cette affection :* c'était, par avance, établir combien le même traitement convenait dans la *gravelle phosphatique.*

On voit quelquefois des gravelles de carbonate de chaux : cette gravelle est très rare, elle se présente surtout chez les herbivores.

On voit aussi parfois des gravelles de cystine et de xanthine : ce sont des gravelles qui se présentent aussi fort rarement.

La gravelle peut guérir radicalement; elle peut surtout être atténuée graduellement : d'où la nécessité de la traiter, d'abord pour atténuer les souffrances très-pénibles qu'elle amène et encore pour empêcher des complications graves qui peuvent produire des accidents qui compromettent l'existence : ainsi d'abord la formation de calculs vésicaux dont on ne peut se débarrasser que par des opérations souvent très graves, la lithotritie ou la lithotomie, des pyélites, des proto-néphrétiques calculeuses et les conséquences qu'elles amènent, des phlegmons péri-néphrétiques calculeux, des maladies de Bright, des cystites aiguës et chroniques, etc., *Pougues produit des effets surprenants dans la gravelle* et peut, comme les faits que je choisis au hasard dans mes observations et que je relate plus loin, démontrer la vérité de ce que j'avance.

Permettez-moi auparavant de me citer comme exemple : Né de père goutteux et rhumatisant, je rendais de temps en temps du sable rouge, sans avoir jamais éprouvé aucune souffrance. Il y a douze ans, pendant la saison, je fus pris tout à coup d'une colique néphrétique qui devint promptement atroce et dont le siége se faisait principalement sentir dans la région de l'uretère gauche. Après des souffrances de douze heures de durée, qu'il faut avoir éprouvées soi-même pour bien s'en rendre compte, je fus tout à coup soulagé ; ce fut, pour moi, à l'instant où le calcul engagé tombait dans la vessie ; douze heures après j'éprouvai une douleur assez vive dans le canal de l'urètre, au moment de l'émission des urines et de l'expulsion finale du calcul. Je *me mis au traitement de Pougues*, que je renouvelai *deux années de suite*, depuis lors je me contentai de faire *usage de l'eau de Pougues à mes repas*. Je n'ai plus éprouvé de douleurs. J'ai bien rendu de temps à autre quelques petits graviers et assez souvent du sable rouge. Seulement une seule fois, dix ans après, pendant un hiver que je passai à Menton, j'éprouvai une légère sensation douloureuse après laquelle je rendis quelques sables ; excepté, dis-je, cette légère incommodité, je n'ai jamais souffert, et je suis convaincu que c'est à l'usage de cette eau que je dois de ne *plus avoir vu se renouveler ces coliques néphrétiques*, toujours si redoutées des malades.

ANALYSE DE L'EAU DE POUGUES (Source Saint-Léger)

Faite en 1837, par MM. BOULAY et HENRI

EAU, UN LITRE

	Grammes.
Acide carbonique	0,33
Bi-carbonate de Chaux	1,3269
— de Magnésie	0,9762
— de Soude, avec traces de sel de potasse	0,6362
— de Fer	0,0206
Sulfate de Soude	0,2700
— de Chaux	0,1900
Chlorure de Magnésium	0,3500
Matière organique soluble (glairine)	0,0300
Phosphate de Chaux et d'Alumine	Traces
Acides silicique et Alumine	0,0350
	3,8349

M. Mialhe y a en outre trouvé des traces notables d'iode.

Plusieurs analyses ont été faites à l'École des Mines ; la dernière, en 1874, donne le résultat suivant :

	Grammes.
Résidus fixe par litre	0,400

ON A DOSÉ PAR LITRE D'EAU

	libre.	1,3190
Acide carbonique	des bi-carbonates.	1,6692
	des carbonates neutres.	»
Acide chlorhydrique.		0,1271
Acide sulfurique.		0,1098
Silice		0,0250
Oxyde de fer		0,0120
Chaux.		0,6400
Magnésie.		0,1172
Potasse		Traces
Soude.		0,4770
Matières organiques.		0,0320
Lithine.		0,0040
		4,5329

OBSERVATIONS

N° **1.** — M. R..., âgé de 57 ans, vigoureusement constitué, souffre de la gravelle depuis 4 ou 5 ans ; il a rendu souvent des graviers d'acide urique ; ces émissions sont très-souvent précédées de coliques néphrétiques très-pénibles. Ces coliques se renouvellent tous les quatre ou cinq mois. Il a même eu un accès de goutte qui s'est porté sur les orteils, a été très-douloureux et a eu huit jours de durée. Cet accès de goutte a été accompagné de l'émission de sable rouge dans les urines. Ce malade vient à Pougues se soumettre au traitement, qui consiste en deux ou trois verres d'eau bus matin et soir, bains et douches générales. Il voit disparaître ses accès et éprouve une amélioration très-sensible. Il revient plusieurs années de suite et voit *disparaître complétement ses coliques néphrétiques.*

N° **2.** — M. de la P..., âgé de 56 ans, d'une constitution un peu détériorée, a été pris de gravelle depuis un an ; il a éprouvé des coliques néphrétiques très-intenses accompagnées de douleurs rénales habituelles assez vives, et rend beaucoup de sable rouge et des graviers d'acide urique fort gros. Très peu de temps après son arrivée il fut pris d'une colique néphrétique très-intense provoquée probablement par les eaux qui, par leur effet diurétique, auront provoqué l'expulsion des graviers. A la suite de ces coliques il rend plusieurs graviers, et un surtout très-gros qui aura sans doute eu beaucoup de difficultés à franchir l'uretère. *L'amélioration se prononce rapidement* après cette crise, et le malade éprouve ainsi les meilleurs effets de son traitement.

N° 3. — M. C..., âgé de 50 ans, a un tempérament nervoso-sanguin, éprouve des douleurs dans le rein gauche, s'irradiant le long de l'uretère jusqu'à la vessie, émission de sable rouge et de graviers accompagnés d'un peu de muco-pus. Les souffrances vives se renouvellent fort souvent, il se *débarrasse de son sable*, de ses graviers et de ses souffrances. Il revient plusieurs années consécutives *confirmer sa cure*.

N° 4.—M. T..., âgé de 62 ans, d'une constitution sanguine, est graveleux depuis 8 ans. Ayant alors éprouvé des coliques néphrétiques atroces, il vint à Pougues et fut débarrassé de ses douleurs. Depuis cette époque il n'a plus eu de douleurs de reins ni le long de l'uretère, seulement quelques douleurs de vessie accompagnées de catarrhe vésical ; il rend fréquemment de très petits graviers très-nombreux ; il voit, par suite de son traitement, cet état disparaître, les *urines s'éclaircissent et il n'éprouve plus de souffrance*.

N° 5. — Mme F..., âgée de 56 ans, née de parents graveleux et goutteux des deux côtés, souffre depuis cinq ans de la gravelle, a éprouvé des coliques néphrétiques, rend beaucoup de graviers. Sa constitution robuste a été affaiblie à la suite de toutes ses souffrances; elle s'est soumise au traitement de l'eau prise en boisson, des bains et des douches. Dans le courant de son traitement, Mme F... fut prise de douleurs néphrétiques très douloureuses qui durèrent quarante-huit heures ; je fus même obligé de faire des injections de morphine pour les calmer. La malade *exprimait le regret d'être venue à Pougues, qui avait*, disait-elle, *déterminé cette crise si pénible*. Mais bientôt toute souffrance disparut, les urines devinrent claires et limpides et la malade s'est si bien trouvée du traitement, que chaque année, depuis huit ans, elle *revient à Pougues, qui la préserve de ses misères*.

N° 6. — M. le baron de L..., âgé de 60 ans, ancien militaire, d'une constitution sanguine, a la gravelle depuis vingt ans ; *il a été deux fois à Vichy et deux fois à Contréxeville ;* il a des coliques néphrétiques pas très-intenses, éprouve des douleurs le long des urètères et rend beaucoup de sable urique. Il est pris d'une colique néphrétique assez intense après quelques jours de traitement et rend deux calculs assez volumineux qui sont suivis de plusieurs autres plus petits. Les urines finissent par ne plus déposer de sable, les *souffrances disparaissent* et le malade retire les *plus heureux résultats de son traitement.*

N° 7. — M. le marquis de R..., âgé de 57 ans, né d'un père goutteux, a la gravelle depuis dix ans. Au début de sa maladie, il a rendu des graviers, éprouvé des coliques néphrétiques assez intenses avec des accidents dyspeptiques concomittants. Le traitement fait disparaître ses coliques graveleuses ; il *quitte Pougues dans un état très-satisfaisant.* Il revient les années suivantes et voit surtout avec plaisir disparaître ses coliques néphrétiques, qui auparavant venaient assez souvent.

N° 8. — M. J..., âgé de 34 ans, d'un tempérament nerveux, s'était toujours bien porté, lorsqu'il y a sept ou huit ans, il fut pris tout à coup de coliques néphrétiques atroces, accompagnées de vomissements ; il ressentait une douleur très-vive dans la région de l'uretère droit ; il rend à la suite beaucoup de sable, plusieurs graviers et même un assez gros. M. J..., sous-directeur d'une usine située dans le voisinage de Pougues, vint s'y installer pour faire un traitement ; le trajet fait en voiture produisit une seconde colique néphrétique très-intense, mais il vit bientôt toutes ses misères disparaître. Il revint l'année suivante se soumettre à la cure, et depuis lors, M. J... *n'a plus éprouvé d'accidents de gravelle.*

N° 9. — M. l'amiral T... souffre de la gravelle depuis 1859 ; il vint à Pougues la première fois en 1860. Il a éprouvé des coliques néphrétiques très-intenses, rend de la gravelle phosphatique, ses urines sont alcalines et présentent en même temps du mucus et un peu de sang. C'est en 1872 qu'il revient assez affaibli, et le traitement de Pougues *éclaircit ses urines,* le sang *disparaît ainsi que la gravelle.*

N° 10. — M. A..., Espagnol, âgé de 56 ans, d'un tempérament très-nerveux, est graveleux depuis l'âge de 20 ans ; a en outre des douleurs goutteuses d'une médiocre intensité et présente des tophacités aux pieds et aux mains ; il existe de plus chez lui des accidents dyspeptiques ; douleurs néphrétiques à gauche s'étendant dans l'uretère, émission de gravelle urique. *Le traitement fait disparaître les douleurs et éclaircit les urines.*

N° **11.** — M. J..., âgé de 58 ans, d'une constitution robuste, a souffert de bonne heure de gravelle urique, puis a été pris de goutte; cette dernière affection est héréditaire dans sa famille. Vers la fin de son traitement, M. J... éprouve des douleurs de reins très-vives, rend des urines très-troubles qui sont alcalines et présentent un dépôt d'oxalate de chaux: les urines sont très-abondantes et renferment un peu de glucose. Mais ceci est passager, les urines redeviennent acides, laissent un dépôt d'acide urique, puis tous ces phénomènes disparaissent, le malade *rend des urines claires et voit disparaître toutes ses souffrances.*

N° **12.** — Mme Ch..., âgée de 40 ans, d'une constitution robuste, assez mal réglée, éprouve à la fois des coliques néphrétiques et hépatiques, rend du sable rouge dans ses urines et des poudres noirâtres dans ses selles, provenant de *lithiase hépatique*; pendant son traitement elle rend à la fois des calculs rénaux et hépatiques. Elle était fort souffrante, mais elle voit tous les accidents disparaître; Mme Ch... quitte *Pougues présentant l'état le plus satisfaisant.*

N° **13.** — M. l'abbé B..., âgé de 48 ans, d'une constitution arthritique, atteint à la fois de gravelle urique et de goutte depuis plus de 16 ans, éprouve souvent des coliques néphrétiques intenses, des accès de goutte qui se renouvellent très-souvent; il a de la peine à marcher, se sert difficilement de ses mains, qui présentent aux articulations des doigts des concrétions tophacées qui les déforment. De plus, les digestions sont lentes et difficiles. Sous l'influence du traitement, l'état général s'améliore rapidement, les *gonflements articulaires diminuent* et tendent à disparaître, la marche *redevient facile et la gravelle disparaît*. M. B... était pris de douleurs qui le retenaient sans bouger presque tous les quinze jours; il ne souffre plus pendant l'année qui suit sa saison de Pougues, n'est pas forcé *d'interrompre ses occupations comme les années précédentes; et revient deux années de suite confirmer cette guérison.*

N° **14.** — M. de la B..., âgé de 49 ans, très-robuste, a eu un père graveleux. Il a ressenti quelques douleurs de goutte il y a une dizaine d'années, puis est devenu très-graveleux; a éprouvé des coliques néphrétiques très-intenses du côté ... d'abo... puis du côté gauche, rend énormément de graviers d'... urique, ... ême quelques-uns assez volumineux. Il n'a pas souffert de coliques pendant son traitement et a même rendu très-peu de sable, mais une fois rendu chez lui, a rendu beaucoup de graviers et s'est senti grandement soulagé. Cette cure a eu lieu il y a huit ans, et M. de la B... *s'est toujours depuis très-bien porté, sans éprouver aucune misère.*

N° 15. — M. D..., âgé de 66 ans, d'une constitution très-robuste a été pendant quelques années pris de maux d'estomac, accidents dyspeptiques qui ont disparu tout à fait, puis il lui est survenu des coliques néphrétiques très-intenses qui ont été suivies de l'expulsion de graviers assez gros et irréguliers, qui d'après l'analyse étaient composés d'*oxalate de chaux.* Les voyages sont habituellement suivis de coliques néphrétiques. Venu à Pougues pour cette affection, il *voit disparaître les douleurs rénales qui siègent à droite,* rend quelques graviers après quinze jours de traitement sans éprouver de souffrance et retrouve la santé. *Il revient deux années consécutives et se trouve parfaitement du traitement de Pougues.*

N° 16. — Mme S..., âgée de 49 ans, d'une constitution robuste et d'une origine graveleuse, a depuis un an des coliques néphrétiques assez douloureuses qui siègent du côté droit, a rendu un gravier d'acide urique assez volumineux et souvent du sable rouge; elle ressent des douleurs goutteuses aux doigts et aux orteils qui présentent des tophacités. L'eau en boisson, des bains, des douches tièdes et écossaises tel est le traitement suivi par cette dame, qui éprouve quelques douleurs rénales légères, *rend du sable urique et quitte Pougues, présentant l'état le plus satisfaisant.*

N° 17. — M. le comte de R..., âgé de 64 ans, arrive à Pougues avec de la gravelle urique et ayant des besoins fréquents d'uriner, ses urines déposent du mucus épais et du sable urique très-abondant. *Le catarrhe et la gravelle s'améliorent rapidement;* il se débarasse ainsi de ses infirmités. Il revient depuis cette époque (c'est en 1875) à peu près chaque année et se trouve très-bien de son traitement.

N° 18. — Mme O..., âgée de 38 ans, d'une constitution lymphatique, souffre de la gravelle depuis sept ans, éprouve souvent des coliques néphétiques qui reviennent à chaque instant, rend du sable rouge; elle a un peu d'asthme, est d'origine arthritique ; *elle voit ses douleurs cesser, ses urines ne déposent plus de gravelle.* Cette dame se fortifie et part de Pougues très-bien.

N° 19. — M. L..., âgé de 69 ans, est graveleux depuis longtemps;

l'année précédente il a subi une *opération de lithotritie* dans laquelle plusieurs petits graviers ont été broyés, depuis ce temps il a un catarrhe vésical très-intense, rend des graviers fréquemment, cette expulsion est précédée de coliques néphrétiques. Il aurait également éprouvé quelques accidents de lithiase hépatique et rendu dans ses selles de petits calculs biliaires. Sa constitution est très-affaiblie, le traitement le fortifie, *éclaircit ses urines et le débarrasse de sa lithiase néphrétique et hépatique.*

N° **20.** — M. O..., âgé de 62 ans, d'origine goutteuse, est à la fois goutteux et graveleux, gouflement tophacé aux orteils et aux mains, il rend de la gravelle urique en abondance, l'affaiblissement est général. Le traitement le fortifie, fait *disparaître sa gravelle*, il part présentant l'état le plus satisfaisant. *Il revient deux ans après confirmer sa guérison.*

N° **21.** — M. P..., âgé de 61 ans, a été très albuminurique ; par suite du traitement de Pougues, il a vu disparaître à peu près complétement l'albumine de ses urines, s'est beaucoup fortifié et a vu venir à la suite une émission d'acide urique dans ses urines, qui contiennent en outre du mucus catarrhal. *Ce catarrhe, cette gravelle disparaissent, la santé redevient florissante* et, chaque année, M. P... revient se fortifier et confirmer sa guérison.

N° **22.** — M^mo S..., âgée de 70 ans, d'origine goutteuse, a rendu beaucoup de sable et des graviers d'acide urique ; elle a éprouvé des coliques néphrétiques à gauche, sent presque constamment une douleur sourde au niveau du rein gauche ; *dispositions goutteuses, tumeurs tophacées aux articulations des doigts. Elle se trouve très-bien de son traitement* et revient l'année suivante confirmer sa guérison.

N° **23.** — M. S..., âgé de 24 ans, d'origine graveleuse, souffre beaucoup de gravelle. Il éprouve des douleurs atroces dans les deux reins, rend des graviers d'acide urique ; ses urines présentent, en outre du pus, du mucus épais et parfois du sang. Ce jeune homme *voit ses souffrances disparaître, ses urines s'éclaircir et la gravelle diminuer.* Il revient à Pougues, en mettant plusieurs années d'intervalle, deux fois, et sa santé se *rétablit complétement.* L'affection grave dont il était atteint l'avait *empêché de se marier ;* enfin, se trouvant tout à fait rétabli, il contracte un mariage heureux à l'âge de 31 ans.

N° **24.** — M. G..., âgé de 38 ans, gros, replet, exerce une profession sédentaire ; il est malade depuis un an. Il rend du sable urique abondamment, souffre des reins sans avoir positivement de coliques néphrétiques ; de plus, *goutteux*, il a un gonflement des pieds et ses souffrances sont telles que souvent il ne peut marcher et est obligé de s'aliter, sa constitution en est très-affaiblie. Le traitement produit chez M. G... le meilleur effet, il se fortifie, *ne rend plus de sable urique, ses pieds se dégonflent et il marche facilement.*

N° **25.** — M. C..., âgé de 53 ans, fort, mais affaibli par la maladie, est graveleux depuis sept ans ; il a eu souvent des *coliques néphrétiques très-intenses*, rend beaucoup de sable, a eu des rhumatismes. Ce malade, qui a été dans le commerce des vins et dont les occupations contribuaient à augmenter les misères, est fort souffrant. Le traitement le fortifie rapidement, fait disparaître ses souffrances et *le transforme complétement*.

N° **26.** — Un père Dominicain, âgé de 43 ans, très-vigoureux, ayant des douleurs rhumatismales goutteuses, a éprouvé depuis quinze mois souvent des coliques néphrétiques atroces ; il rend beaucoup de sable urique et arrive à Pougues fort souffrant. Le traitement modifie promptement son état, l'émission de la *gravelle diminue graduellement, les douleurs rénales disparaissent* et sa santé devient fort satisfaisante.

N° **27.** — M. N., âgé de 56 ans, cantonnier, par conséquent campagnard et homme de peine, rend de la gravelle blanche (oxalate de chaux) ; il éprouve beaucoup de souffrance, urine souvent du sang, éprouve des douleurs vésicales. — *Amélioration rapide*, disparition des souffrances et de *la gravelle*.

N° **28.** — M. C..., âgé de 53 ans, fort, robuste, malade depuis deux ans, éprouve des coliques néphrétiques du côté gauche qui se prolongent parfois pendant onze jours, a rendu à la suite de nombreux graviers, quelques-uns gros comme des pois. Il a été lithotritié il y a quinze mois, l'opérateur a broyé un petit calcul. Le malade éprouve quelques douleurs à l'extrémité de la verge, voit parfois survenir une interruption dans l'émission des urines, ce qui pourrait faire croire à l'existence d'un nouveau calcul dans la vessie. Ce malade voit sous l'influence du traitement disparaître ses *coliques néphrétiques, l'émission des urines se fait facilement sans aucune interruption*.

N° **29.** — Mme R..., âgée de 39 ans, d'origine goutteuse, très-nerveuse, éprouve depuis assez longtemps des coliques néphrétiques à gauche et rend beaucoup de sable urique, de plus ses digestions sont laborieuses. Accidents dyspeptiques, modification complète par le traitement. Mme R... *quitte Pougues débarrassée de son affection.*

N° 30. — M. de R..., âgé de 59 ans, robuste et d'origine goutteuse, a rendu beaucoup de graviers très-gros et a éprouvé de nombreuses coliques néphrétiques à gauche. Il voit son état s'améliorer rapidement. Il rend pas mal de sable urique et de petits graviers pendant son traitement. Ses douleurs rénales disparaissent. *Il passe un bon hiver après sa saison*, n'éprouve que très-peu de souffrance; a rendu quelques graviers et *revient une seconde saison confirmer sa guérison.*

N° 31. — M. G..., âgé de 67 ans, d'une constitution affaiblie et malade depuis quatre ans, a rendu des calculs d'abord petits, ronds; aujourd'hui il rend des débris considérables de calculs gros, brisés, ressemblant en quelque sorte à des débris d'obus après des souffrances atroces dans la vessie. Ces souffrances et l'émission de ces débris se renouvellent tous les dix-huit ou vingt jours. M. G... a été *deux fois à Contréxeville, une fois à Vittel* sans éprouver de grandes améliorations. C'est de la *gravelle phosphatique.* Le malade sent des tensions très-douloureuses du côté de la vessie. Il me présente une grande quantité de débris de ces calculs qui sont très considérables; je suis étonné de voir qu'ils aient pu sortir de la vessie et passer par le canal de l'urètre. L'existence de M. G... est empoisonnée par les souffrances qu'il éprouve. Le traitement produit chez lui rapidement une amélioration sensible. La tension périnéale disparaît, ses urines catarrhales *s'éclaircissent; pendant un mois qu'il passe à Pougues*, M. G... n'éprouve aucune de ces souffrances périodiques qui se présentaient tous les dix-huit ou vingt jours; la *marche, qui était difficile, revient aussi*, le malade, triste et morose, reprend sa gaieté; il *ne rend plus aucun fragment de calcul et quitte Pougues jouissant d'une santé parfaite.*

N° 32.—M. D..., âgé de 65 ans, a subi deux opérations de lithotritie, la première en 1876 et la seconde au printemps de 1879. A la suite de cette dernière opération, il fut pris d'un catarrhe vésical assez intense avec des envies fréquentes d'uriner. Il rend du sable urique abondamment et ses urines sont souvent sanguinolentes. Le traitement amende successivement toutes ses misères. Il rend d'assez gros graviers, le sang disparaît des urines, qui s'éclaircissent et cessent d'être muqueuses. Il part *très-satisfait de Pougues et se trouve beaucoup mieux qu'après une saison qu'il passait, l'an dernier, à Contréxeville.*

N° 33. — M. C..., âgé de 63 ans, d'une constitution délicate, anémique, menant une vie très-sédentaire, souffre de la gravelle depuis vingt ans et rend des graviers assez souvent sans éprouver de coliques néphrétiques très-intenses, bien qu'il ressente habituellement des douleurs dans le rein droit et qui s'étendent jusqu'à l'urètre. Il est pâle, maigre, digère mal et présente en somme un état général très-débilité et est fort souffrant. Il voit, sous l'influence du traitement, les digestions *se faire normalement*, les forces revenir, les *douleurs du rein disparaître*, il ne rend plus *ni sable ni gravier*, et sa santé devient très-satisfaisante.

N° **34.** — M. le Vte de B..., âgé de 49 ans, d'un tempérament sanguin lymphatique, d'une origine goutteuse et graveleuse, souffre de la goutte depuis l'âge de 25 ans et a été vivement éprouvé; il porte des tumeurs tophacées aux pieds, aux jambes et aux mains; il souffre beaucoup moins de la goutte maintenant, mais depuis dix ans il est atteint de gravelle, rend du sable urique et des graviers souvent très-gros; a ressenti des coliques néphrétiques très-intenses. Le traitement de Pougues produit chez lui une amélioration très-sensible, il *devient moins obèse*, se fortifie, n'a plus de douleurs de reins, *ses articulations deviennent plus libres*, il n'avait de longtemps éprouvé tant de bien-être, et enfin *trouve à Pougues ce qu'il n'avait ressenti dans aucune autre station*.

N° **35.** — M. le comte de L..., âgé de 70 ans, est graveleux depuis dix ans, éprouve des coliques néphrétiques à gauche, ressent une irritation du col de la vessie avec des besoins incessants d'uriner, à son arrivée à Pougues. Le traitement lui fait rendre un gros gravier il *voit son irritation vésicale disparaître*, ses urines *s'éclaircissent*, et se trouve complétement guéri.

CONCLUSIONS

Nous voyons par la lecture de ces observations, présentées sous une forme peut-être un peu concise, combien Pougues *produit des effets satisfaisants dans le traitement de la gravelle;* j'aurais pu relater un beaucoup plus grand nombre de faits, mais ceux-ci suffisent pour prouver la vérité de ma thèse.

On a pu remarquer que bon nombre de *graveleux* étaient en même temps *goutteux* et que chez eux la goutte fut aussi atténuée et grandement améliorée. Ce résultat devait être obtenu; ces deux affections, *goutte et gravelle* sont produites par les mêmes causes : l'excès d'acide urique, qui se porte, il est vrai, sur des organes différents ; et comme l'eau de Pougues a pour résultat de diminuer cet excès d'acide urique qui se produit dans l'économie, il est tout naturel *que Pougues réussisse aussi bien dans la goutte que dans la gravelle.*

Je pourrais, comme preuve à l'appui, rapporter les observations de nombreux *goutteux qui ne sont pas graveleux* et qui viennent à Pougues chercher la santé ou l'atténuation de leurs misères.

Il y a bon nombre de *goutteux* qui, depuis vingt ans, quinze ans, dix ans, reviennent tous les ans à Pougues, qui autrefois subissaient, chaque année et pendant des mois entiers, *des souf-frances atroces* et qui, maintenant, *grâce au traitement de Pougues,* vivent confortablement, n'ayant plus ces crises terribles qui les clouaient sur le lit ou la chaise longue, éprouvant à peine et de loin en loin quelques petites souffrances très tolérables.

www.ingramcontent.com/pod-product-compliance
Ingram Content Group UK Ltd.
Pitfield, Milton Keynes, MK11 3LW, UK
UKHW022249070726
13613UKWH00005B/2187